CONTENTS

MAZES 1

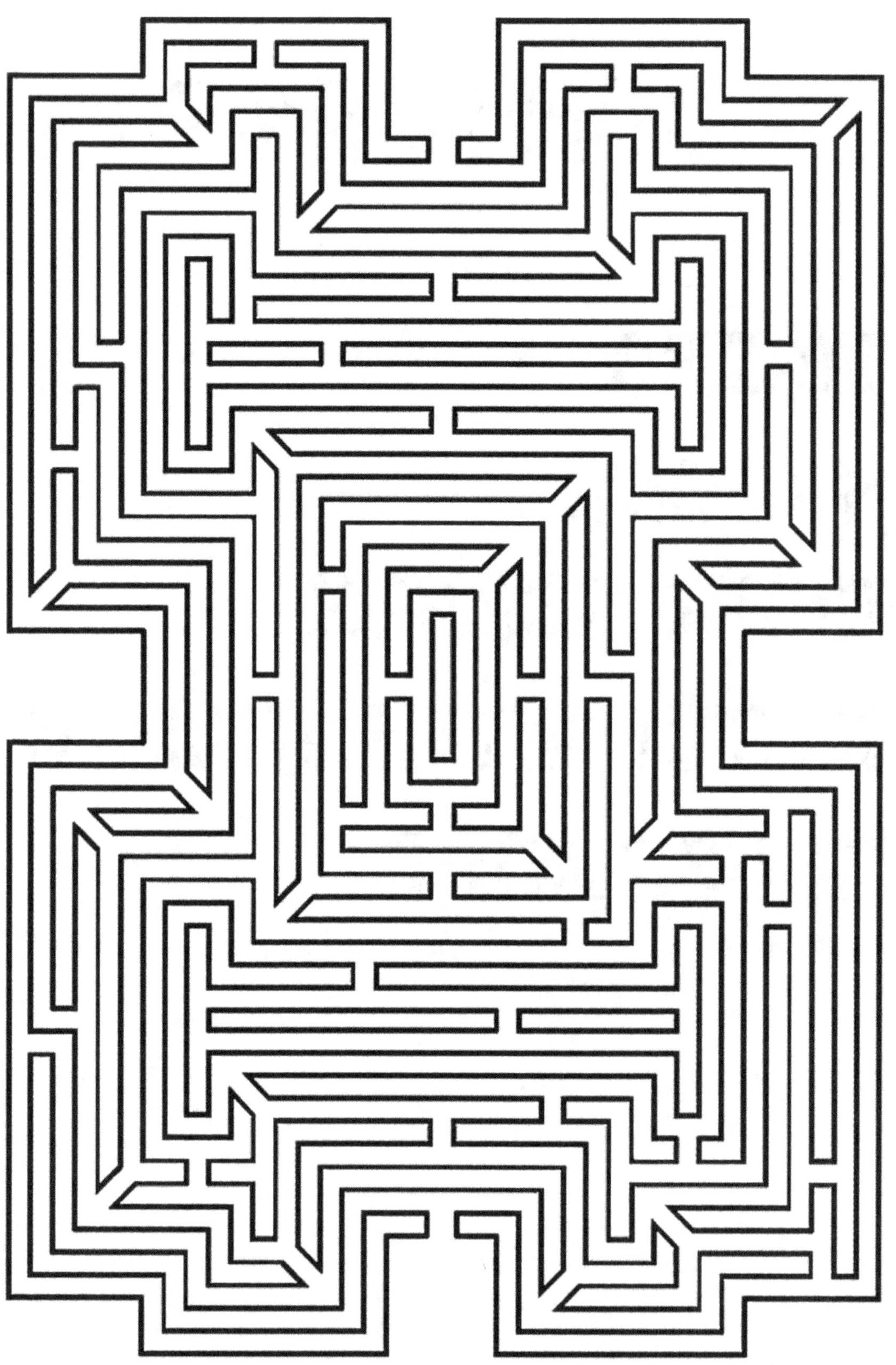

MAZES 2

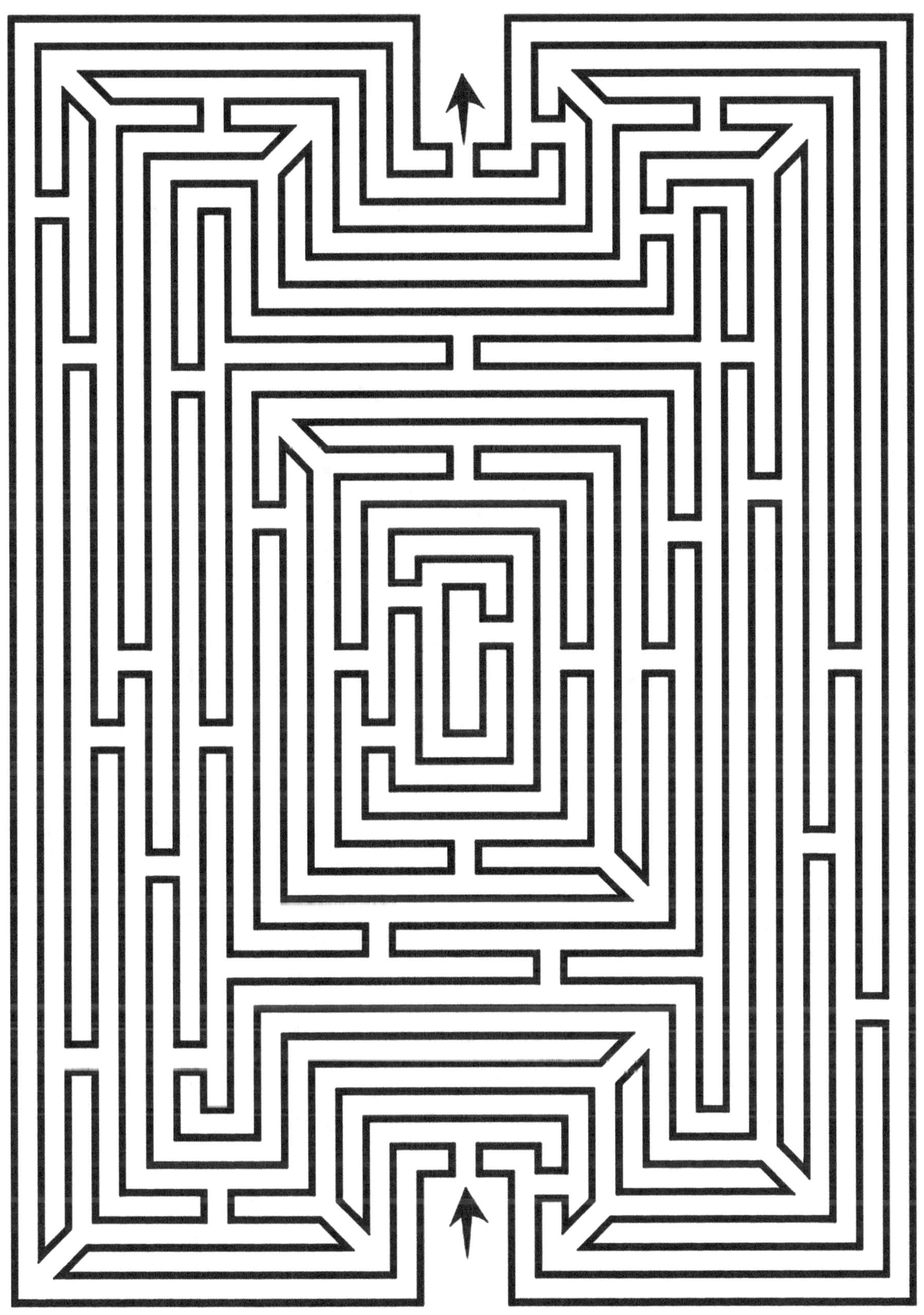

MAZES 3

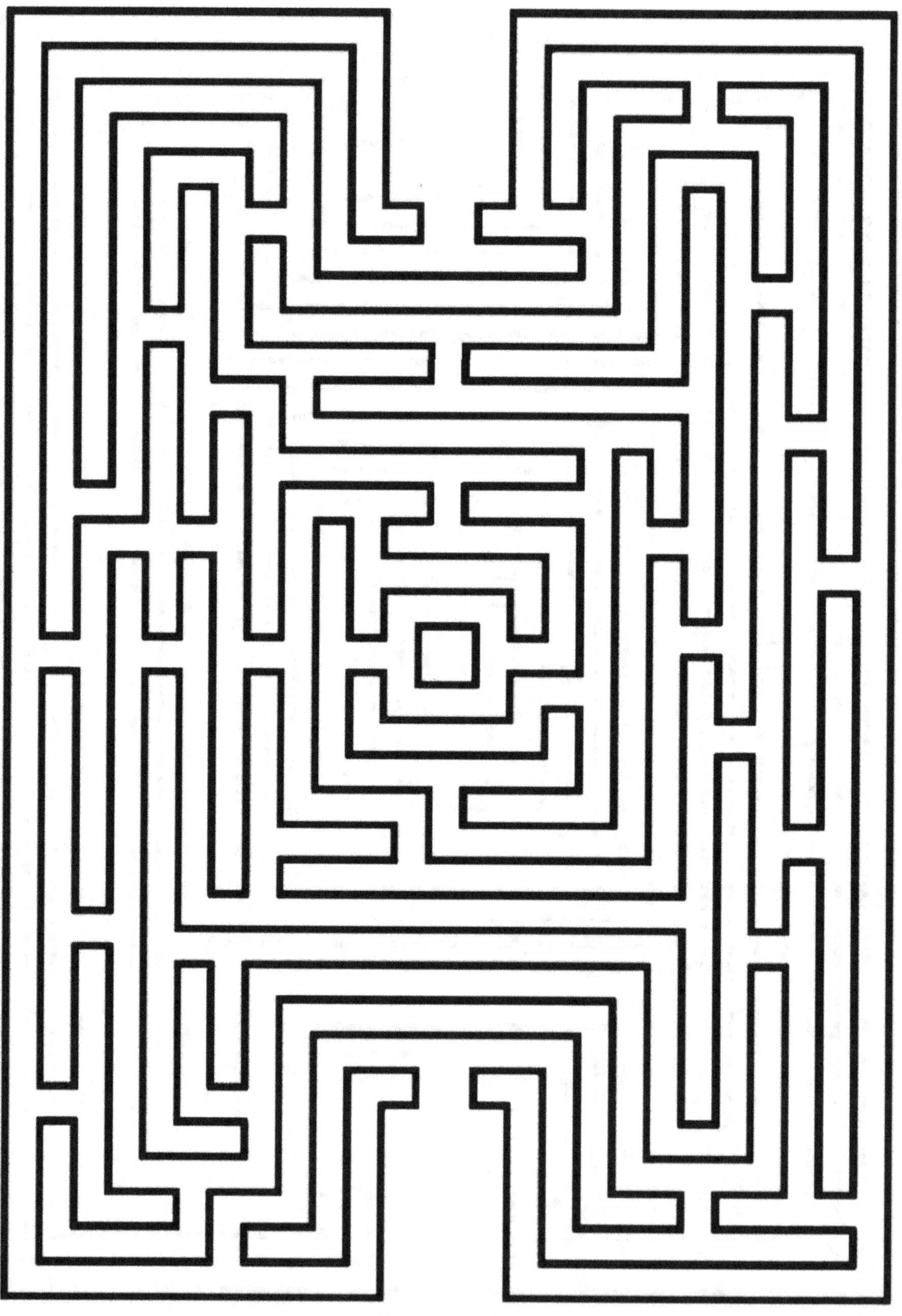

MAZES 4

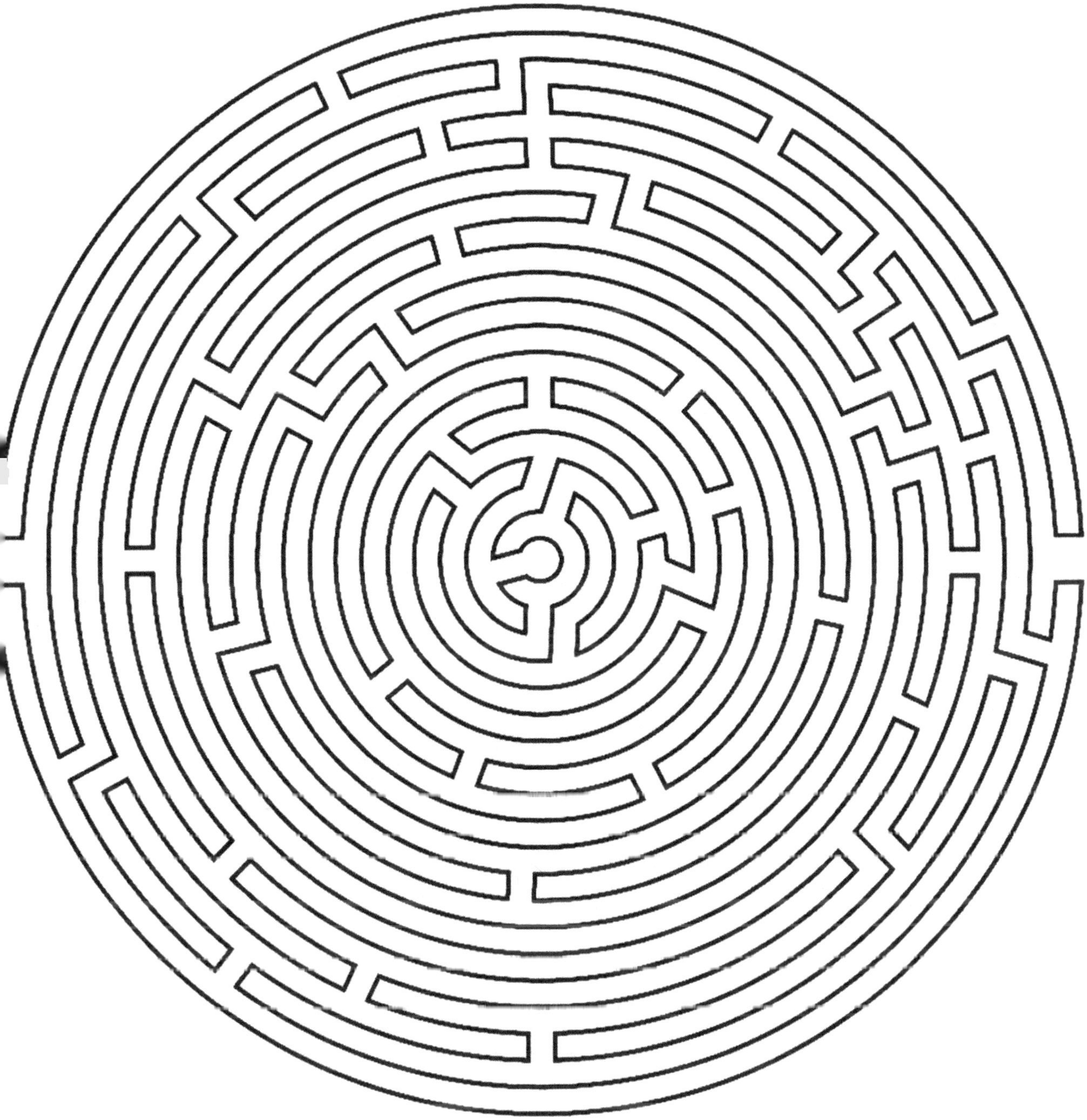

MAZES 5

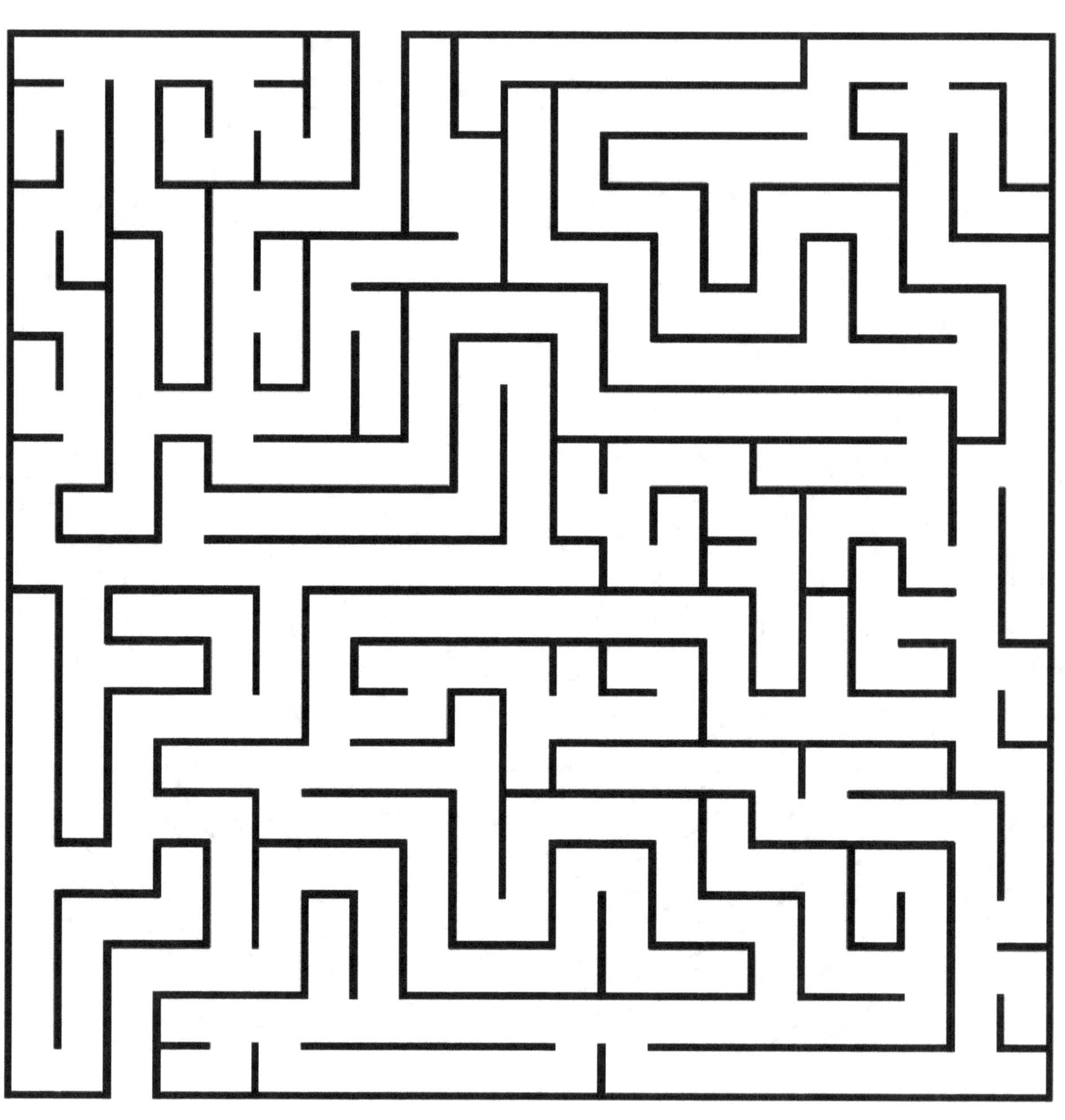

MAZES 6

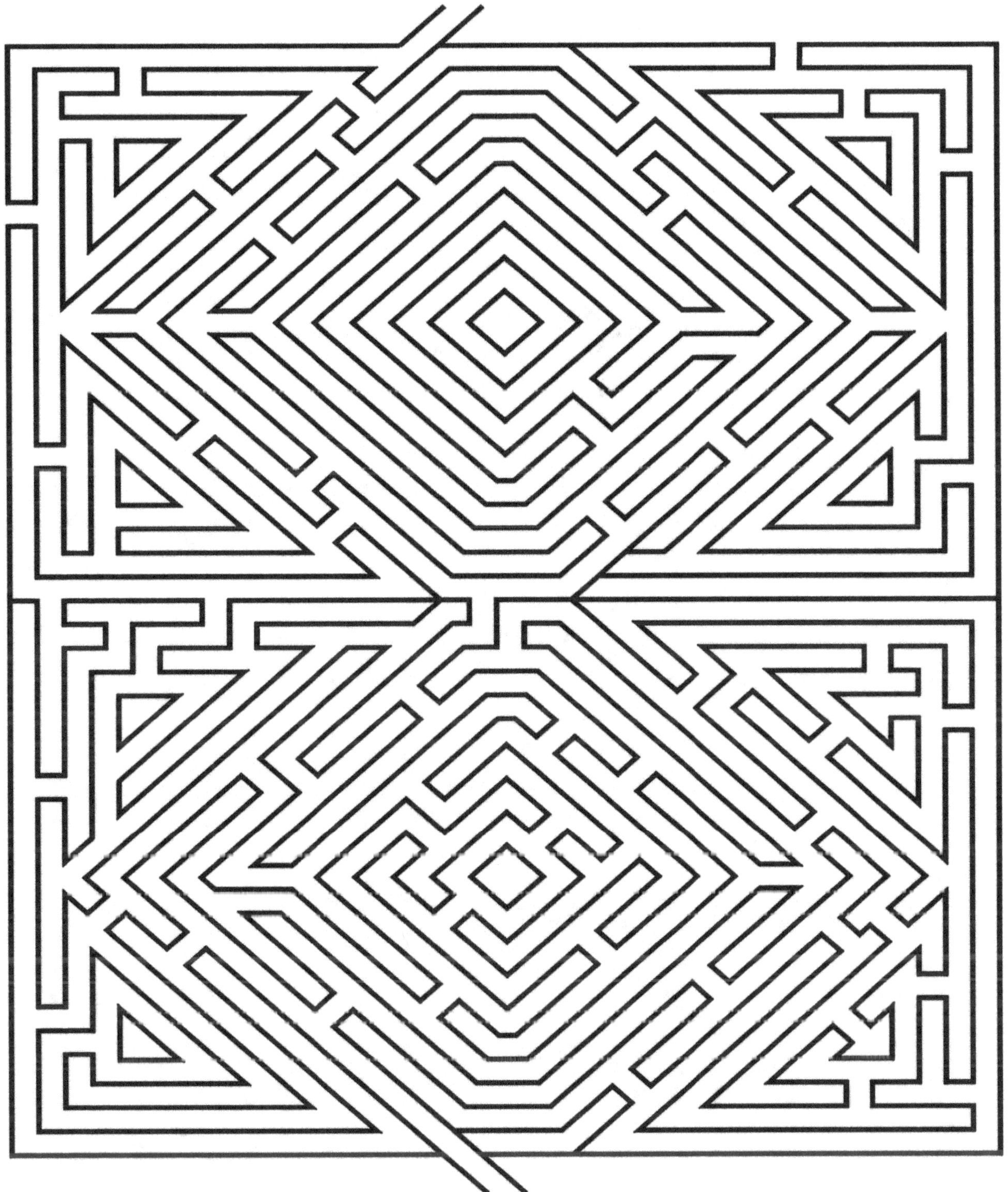

MAZES 7

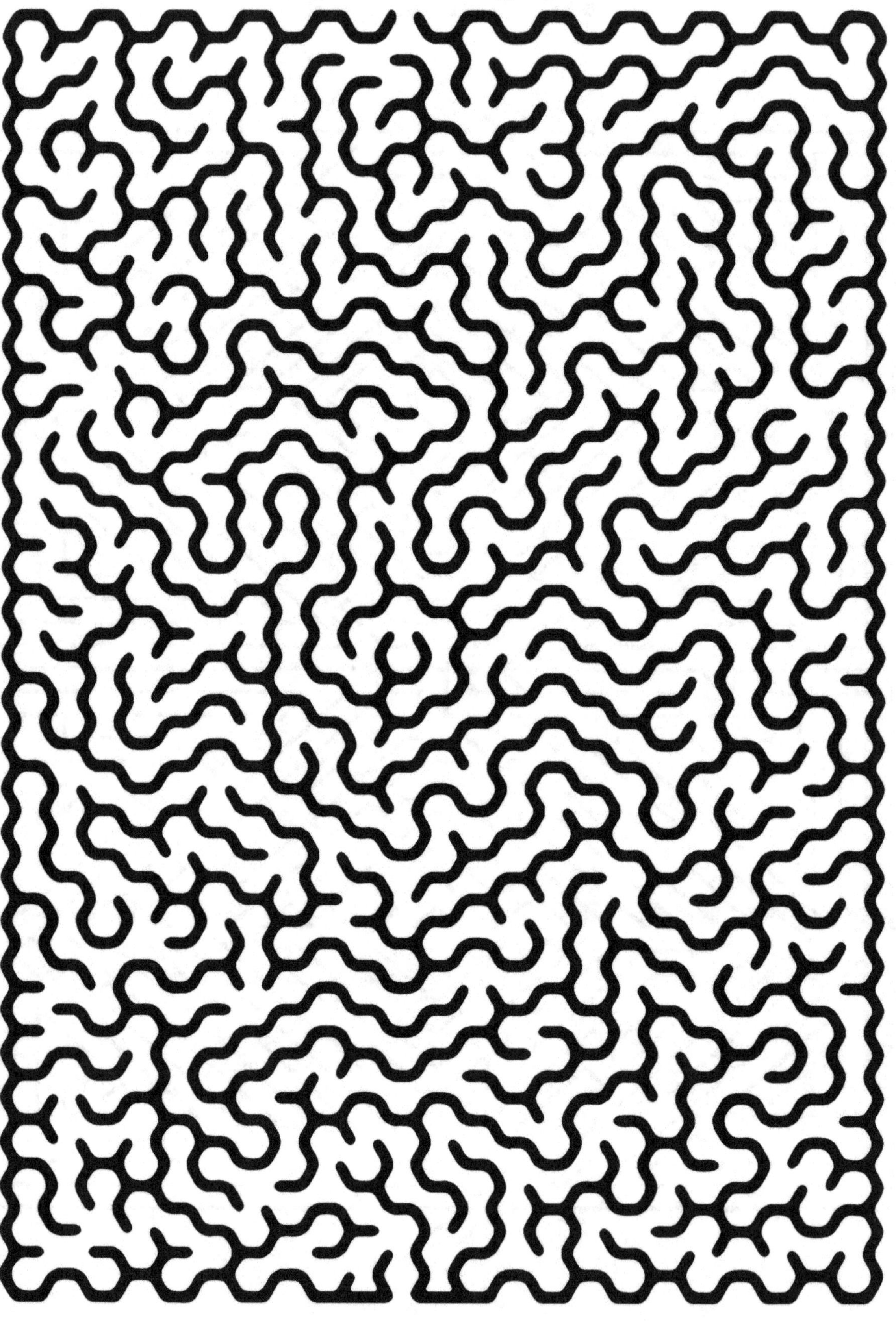

MAZES 8

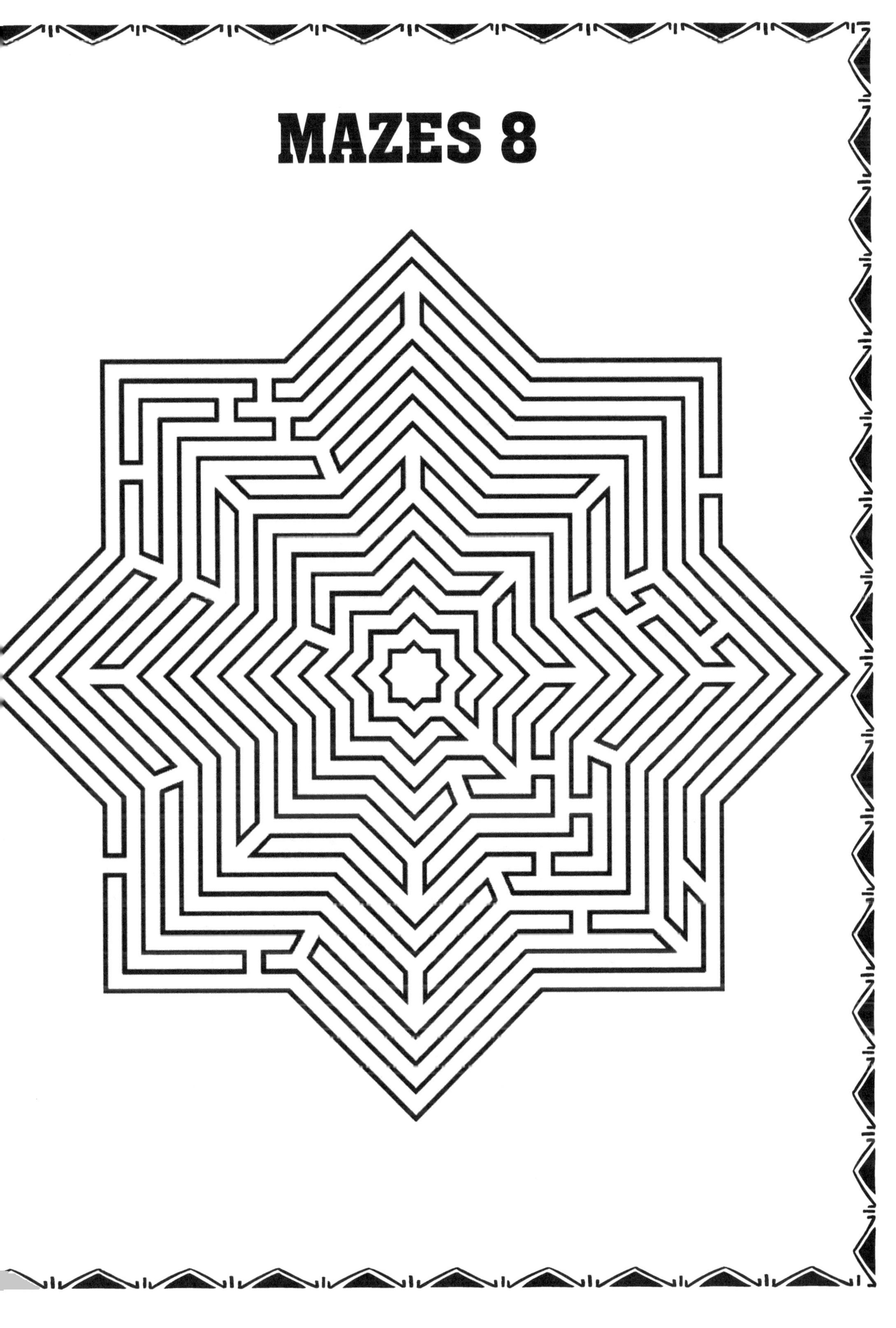

MAZES 9

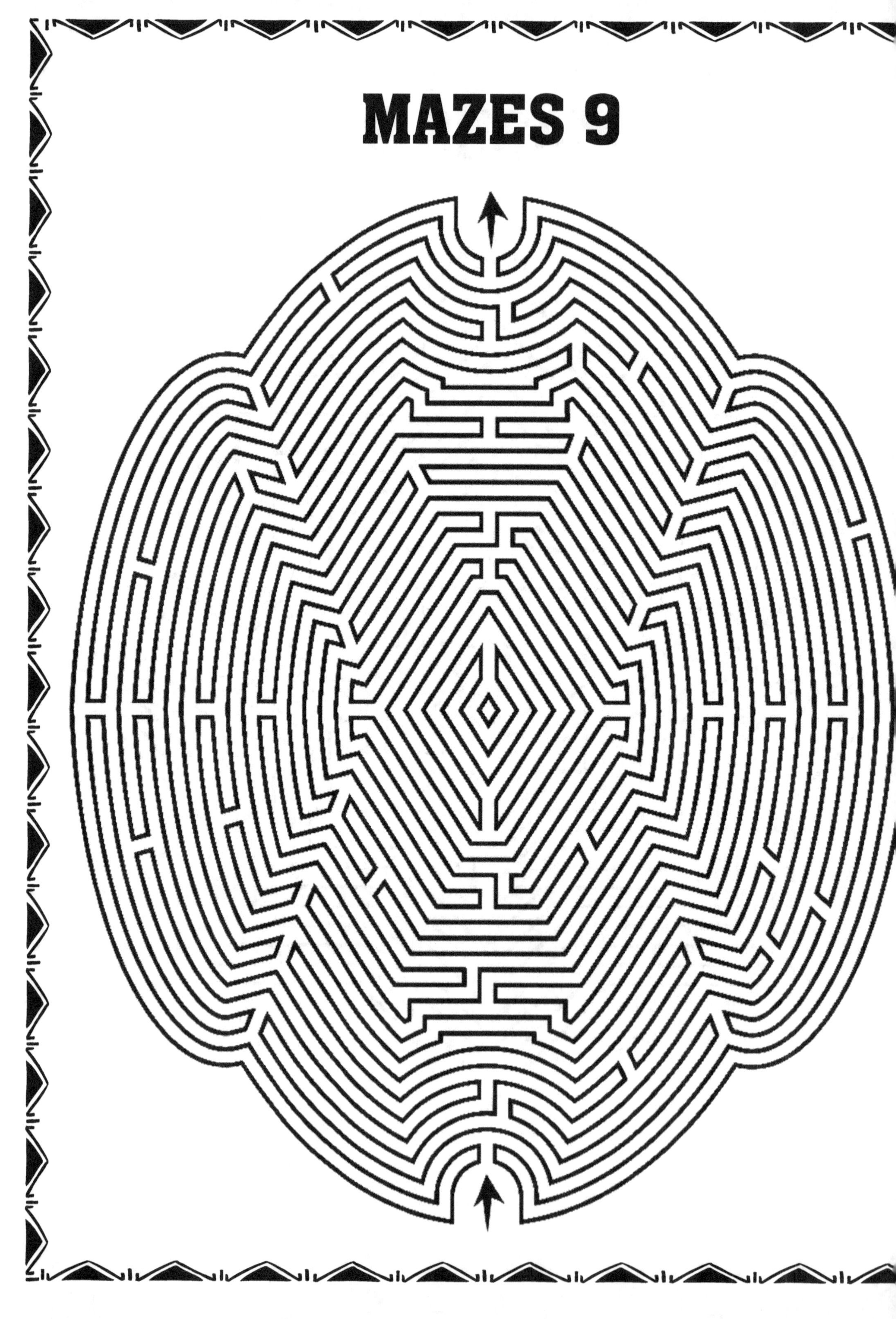

SUDOKU

			2				4	6
5	6	2					8	
7							5	
3					9		6	1
	7		3		5		2	
1	9		4					3
	4							2
	5					8	3	4
8	1				2			

ANSWER

9	8	1	2	5	7	3	4	6
5	6	2	9	3	4	1	8	7
7	3	4	1	6	8	2	5	9
3	2	5	8	7	9	4	6	1
4	7	6	3	1	5	9	2	8
1	9	8	4	2	6	5	7	3
6	4	9	5	8	3	7	1	2
2	5	7	6	9	1	8	3	4
8	1	3	7	4	2	6	9	5

SUDOKU

1			9			3		
	9		4				2	
2		8	3				9	
3							1	
7		9	8		1	5		3
	6							8
	3				9	4		6
	4				5		8	
		6			4			7

ANSWER

1	7	4	9	2	8	3	6	5
6	9	3	4	5	7	8	2	1
2	5	8	3	1	6	7	9	4
3	8	5	7	4	2	6	1	9
7	2	9	8	6	1	5	4	3
4	6	1	5	9	3	2	7	8
8	3	2	1	7	9	4	5	6
9	4	7	6	3	5	1	8	2
5	1	6	2	8	4	9	3	7

SUDOKU

	2		4					3
	3	1		8				2
7		5			3			6
				7			8	
1	7						3	5
	4			3				
3			7			4		1
8				1		2	6	
6					4		5	

ANSWER

9	2	6	4	5	7	8	1	3
4	3	1	9	8	6	5	7	2
7	8	5	1	2	3	9	4	6
2	6	3	5	7	9	1	8	4
1	7	9	8	4	2	6	3	5
5	4	8	6	3	1	7	2	9
3	5	2	7	6	8	4	9	1
8	9	4	3	1	5	2	6	7
6	1	7	2	9	4	3	5	8

SUDOKU

		6						5
2	9	1	5		6			
	7			3			2	
4		8	6				9	7
		3		9				1
		7	1					
7	6	2		8		5		9
3	4		9	6	1	7		2
				2		3		

ANSWER

8	3	6	4	1	2	9	7	5
2	9	1	5	7	6	4	3	8
5	7	4	8	3	9	1	2	6
4	1	8	6	5	3	2	9	7
6	5	3	2	9	7	8	4	1
9	2	7	1	4	8	6	5	3
7	6	2	3	8	4	5	1	9
3	4	5	9	6	1	7	8	2
1	8	9	7	2	5	3	6	4

SUDOKU

		7		9				1
	3	1			8		6	
				4	3	7		9
7					6	8	2	
	1	8		5		6		
	9					1		5
		9	5	2	4	3		
2					1		5	8
	6			3			7	

ANSWER

4	8	7	6	9	5	2	3	1
9	3	1	2	7	8	5	6	4
5	2	6	1	4	3	7	8	9
7	5	4	9	1	6	8	2	3
3	1	8	4	5	2	6	9	7
6	9	2	3	8	7	1	4	5
8	7	9	5	2	4	3	1	6
2	4	3	7	6	1	9	5	8
1	6	5	8	3	9	4	7	2

SUDOKU

2				3			4	
	3		6					7
		9			7	1		8
		4		7	2			
	2	5		8	1	9		
1		3			6			5
				2		4		
4		6	8				7	
5			9			3		

ANSWER

2	5	7	1	3	8	6	4	9
8	3	1	6	4	9	2	5	7
6	4	9	2	5	7	1	3	8
9	6	4	5	7	2	8	1	3
7	2	5	3	8	1	9	6	4
1	8	3	4	9	6	7	2	5
3	1	8	7	2	5	4	9	6
4	9	6	8	1	3	5	7	2
5	7	2	9	6	4	3	8	1

SUDOKU

		5	1			9	4	
	9		5	6			3	7
7		3	4		9	1	6	
	8					5		4
5	3	7	9	1	4			6
		4	8		5	7		3
	7	6				4		8
1	4		6		8	3		9
		8	7	4				1

ANSWER

8	6	5	1	3	7	9	4	2
4	9	1	5	6	2	8	3	7
7	2	3	4	8	9	1	6	5
2	8	9	3	7	6	5	1	4
5	3	7	9	1	4	2	8	6
6	1	4	8	2	5	7	9	3
3	7	6	2	9	1	4	5	8
1	4	2	6	5	8	3	7	9
9	5	8	7	4	3	6	2	1

SUDOKU

4	3		7			8		
	5				8		6	
1	7	8	5				3	2
			6	4				
			9			2		3
7			2	8	3	6		4
8		3	4	2		7		
5				3	9	1	2	
		2	1		5		4	

ANSWER

4	3	6	7	9	2	8	5	1
2	5	9	3	1	8	4	6	7
1	7	8	5	6	4	9	3	2
3	2	1	6	4	7	5	8	9
6	8	4	9	5	1	2	7	3
7	9	5	2	8	3	6	1	4
8	1	3	4	2	6	7	9	5
5	4	7	8	3	9	1	2	6
9	6	2	1	7	5	3	4	8

SUDOKU

	8					2	1	3
			3	1		5	6	
7	2	1		9	8	3		5
5	3	9		7	4	6		1
8		4						7
	9	8						
	5	6	9		7			
	7			6	5	1		2

ANSWER

6	8	5	7	4	9	2	1	3
3	1	2	5	8	6	4	7	9
9	4	7	3	1	2	5	6	8
7	2	1	6	9	8	3	4	5
5	3	9	2	7	4	6	8	1
8	6	4	1	5	3	9	2	7
2	9	8	4	3	1	7	5	6
1	5	6	9	2	7	8	3	4
4	7	3	8	6	5	1	9	2

WORD SEARCH 1

S	O	S	H	I	S	H	E	X	C
W	J	K	H	X	H	A	E	I	X
J	E	A	N	S	O	W	W	C	H
F	B	L	T	T	R	U	K	A	S
C	B	H	Z	G	T	T	E	P	O
Y	T	D	M	S	S	R	E	B	C
K	A	R	S	K	I	R	T	E	K
A	N	E	Y	R	I	E	Y	K	S
D	K	S	H	O	O	D	I	E	L
D	S	S	T	B	K	P	O	L	O

Words to find:

Tee
Polo
Cap
Hoodie
Jeans
Shorts
Cat
Dress
Tank
Socks

WORD SEARCH 2

B	W	F	J	B	R	A	Z	I	L
N	A	Y	C	H	I	N	A	C	L
Z	P	N	Y	H	W	X	G	A	O
G	T	O	G	R	V	F	V	N	Q
F	E	U	R	L	U	B	I	A	I
J	R	R	C	T	A	S	Z	D	N
A	F	A	M	B	U	D	S	A	D
P	Y	U	N	A	Y	G	E	I	I
A	M	H	U	C	N	J	A	S	A
N	U	G	C	H	E	Y	S	L	H

Words to find:

China
Russia
Portugal
France
Japan
Brazil
India
Canada
Germany
Bangladesh

WORD SEARCH 3

X	S	B	M	O	M	J	J	S	A
N	I	G	W	A	K	D	A	D	U
E	S	B	G	I	U	X	I	V	N
P	T	O	E	Q	F	N	N	O	C
H	E	V	H	V	B	E	T	D	L
E	R	I	C	W	V	E	Y	V	E
W	R	B	R	O	T	H	E	R	W
C	O	U	S	I	N	I	S	K	R
B	Y	A	U	Q	G	N	S	P	M
H	U	S	B	A	N	D	F	T	A

Words to find:

Mom
Dad
Brother
Nephew
Aunt
Wife
Husband
Uncle
Cousin
Sister

WORD SEARCH 4

S	R	P	L	Z	G	D	S	Q	D
U	U	A	W	G	O	K	L	F	G
R	N	I	D	E	L	N	N	S	Z
F	N	N	A	S	F	I	C	K	H
I	I	T	N	I	I	T	B	I	I
N	N	I	C	N	N	T	E	I	K
G	G	N	I	G	G	I	Y	N	I
S	Z	G	N	I	L	N	O	G	N
F	D	J	G	N	O	G	S	C	G
Y	O	G	A	G	K	Y	R	M	R

Words to find:

Yoga
Skiing
Golfing
Hiking
Knitting
Painting
Dancing
Singing
Running
Surfing

WORD SEARCH 5

C	L	U	G	Z	B	E	V	Y	Q
R	F	F	L	V	D	H	L	K	O
I	E	L	B	T	N	G	M	B	U
C	K	E	E	L	S	A	J	R	G
K	N	A	E	L	N	N	E	L	W
E	U	W	T	G	A	T	V	O	A
T	T	Q	L	R	I	R	H	C	S
E	B	I	E	U	L	V	L	U	P
T	E	G	C	B	N	A	B	S	V
T	E	F	G	K	C	J	S	T	S

Words to find:

Beetle
Snail
Tick
Locust
Grub
Cricket
Flea
Ant
Wasp
Bee

WORD SEARCH 6

T	E	A	C	H	E	R	E	O	R
A	L	K	P	A	D	U	N	Y	F
N	A	T	I	R	E	U	G	M	U
G	W	D	L	C	H	Q	I	M	V
G	Y	O	O	H	E	N	N	A	W
N	E	C	T	I	C	S	E	C	R
U	R	T	P	T	H	W	E	T	I
R	V	O	L	E	E	U	R	O	T
S	P	R	Z	C	F	Q	N	R	E
E	A	H	L	T	B	Q	P	C	R

Words to find:

Teacher
Engineer
Lawyer
Architect
Nurse
Pilot
Chef
Actor
Writer
Doctor

WORD SEARCH 7

N	Y	P	X	F	T	T	S	X	C
S	I	J	Y	O	W	D	E	H	K
E	I	N	X	U	O	B	V	E	T
L	L	X	E	R	J	X	E	I	W
Y	H	E	T	T	T	C	N	G	E
I	F	I	V	E	E	H	K	H	L
J	I	Z	Y	E	E	E	R	T	V
D	V	D	A	N	N	N	N	E	E
Y	E	N	S	Q	Z	K	H	E	E
C	T	X	C	X	M	H	F	N	J

Words to find:

Seven
Fourteen
Eighteen
Two
Eleven
Nineteen
Five
Twelve
Sixteen
Three

WORD SEARCH 8

S	U	N	F	L	O	W	E	R	S
P	Y	G	E	R	A	N	I	U	M
E	O	O	G	S	H	X	L	T	I
O	P	J	A	S	M	I	N	E	R
N	T	A	Q	L	I	C	O	E	I
Y	T	U	L	I	P	J	A	N	S
A	P	D	A	F	F	O	D	I	L
L	A	V	E	N	D	E	R	I	Q
B	C	R	O	S	E	L	I	L	Y
Z	V	W	S	T	B	T	K	B	D

Words to find:

Rose
Sunflower
Tulip
Lily
Geranium
Lavender
Iris
Jasmine
Daffodil
Peony

WORD SEARCH 9

F	T	H	D	K	P	F	F	T	S
F	W	A	C	M	K	O	T	H	N
S	R	I	L	S	S	T	M	U	O
X	S	L	O	T	V	Q	I	N	W
N	B	S	U	O	Z	R	S	D	Y
W	S	T	D	R	G	A	T	E	F
I	U	O	Y	M	B	I	Y	R	U
N	N	R	O	Y	Y	N	W	O	T
D	N	M	B	U	P	Y	R	U	M
Y	Y	F	O	G	G	Y	C	S	D

Words to find:

Sunny
Cloudy
Rainy
Hailstorm
Stormy
Snowy
Misty
Foggy
Thunderous
Windy

Match with Shadow 1

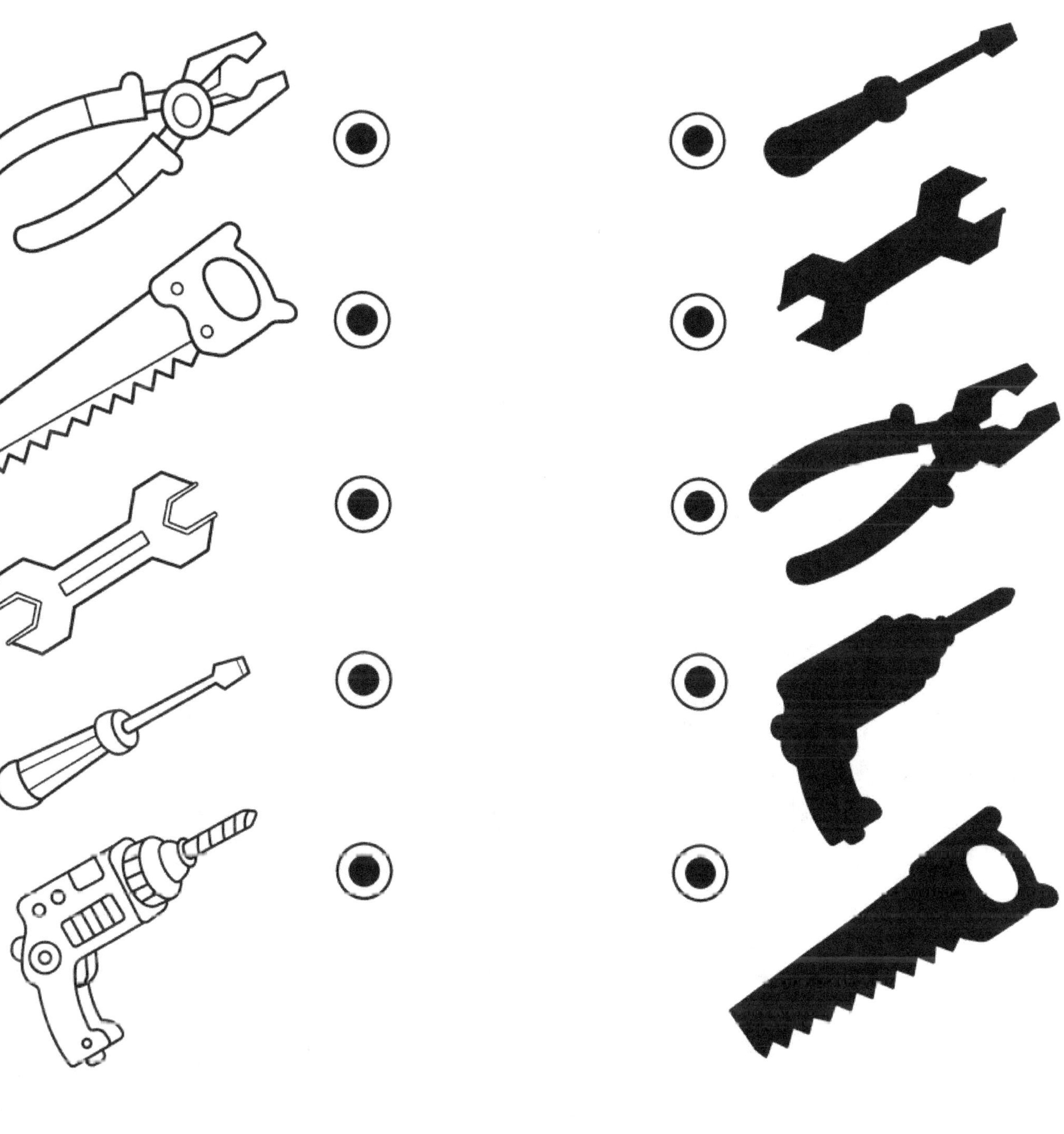

Match with Shadow 2

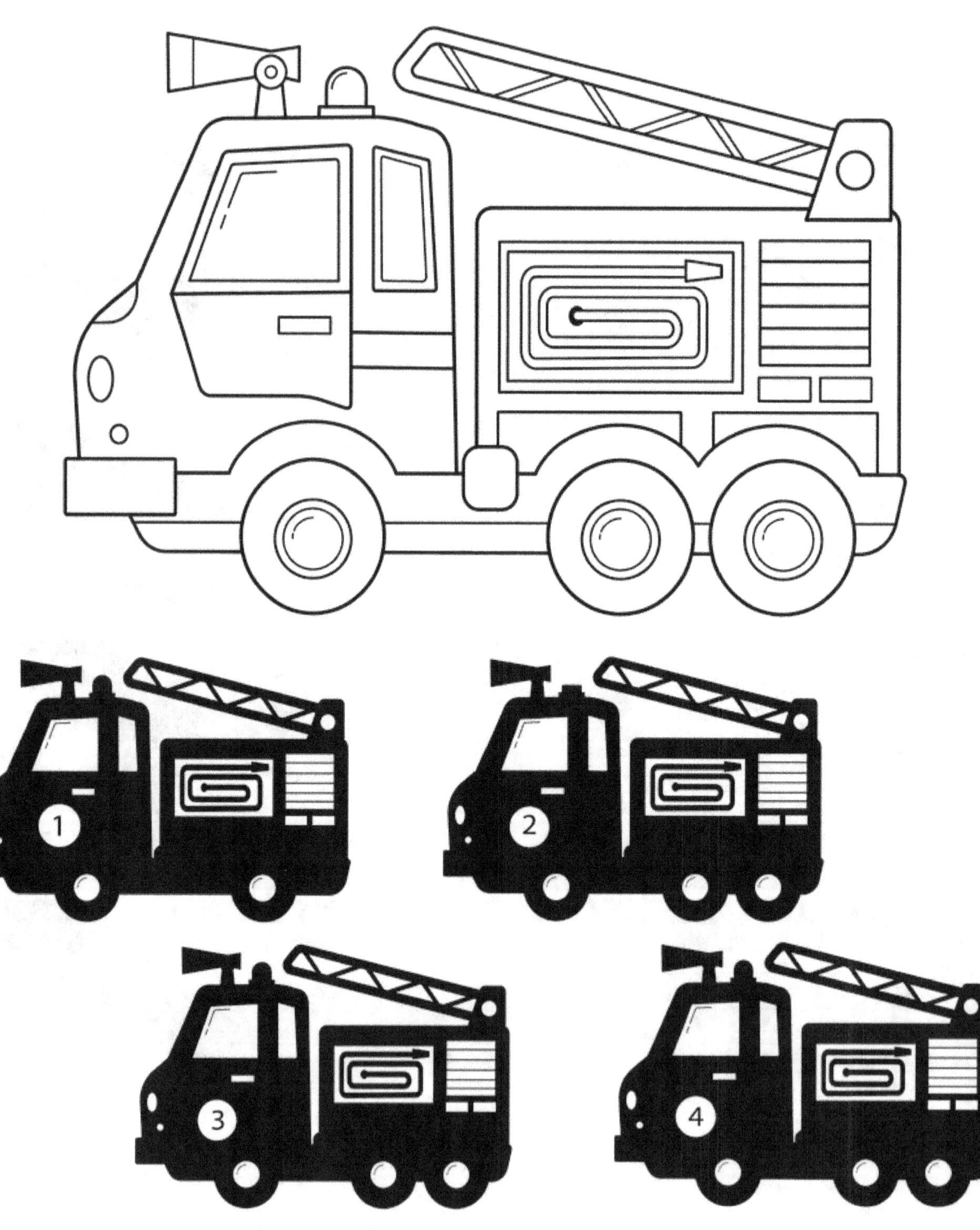

Match with Shadow 3

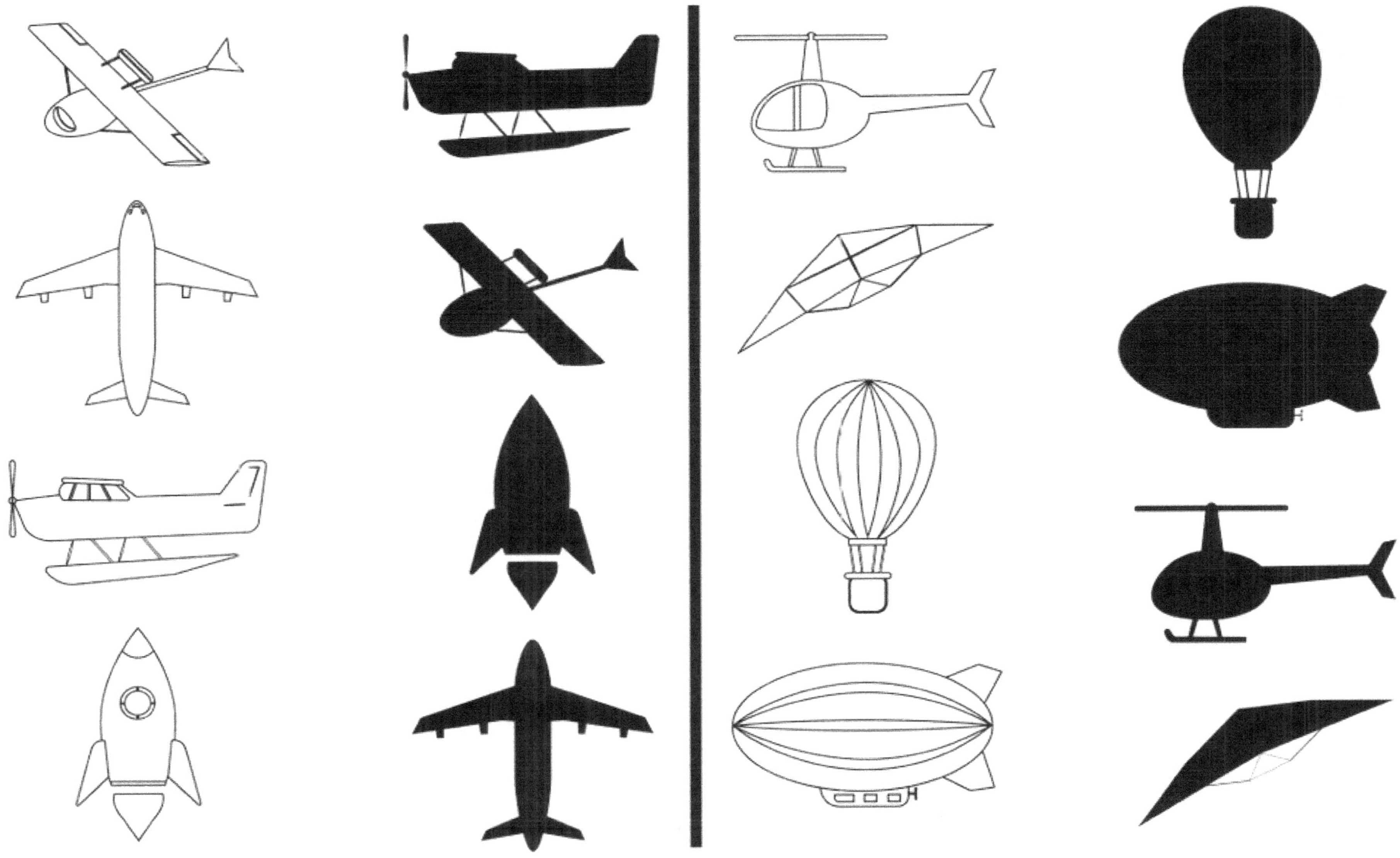

Match with Shadow 4

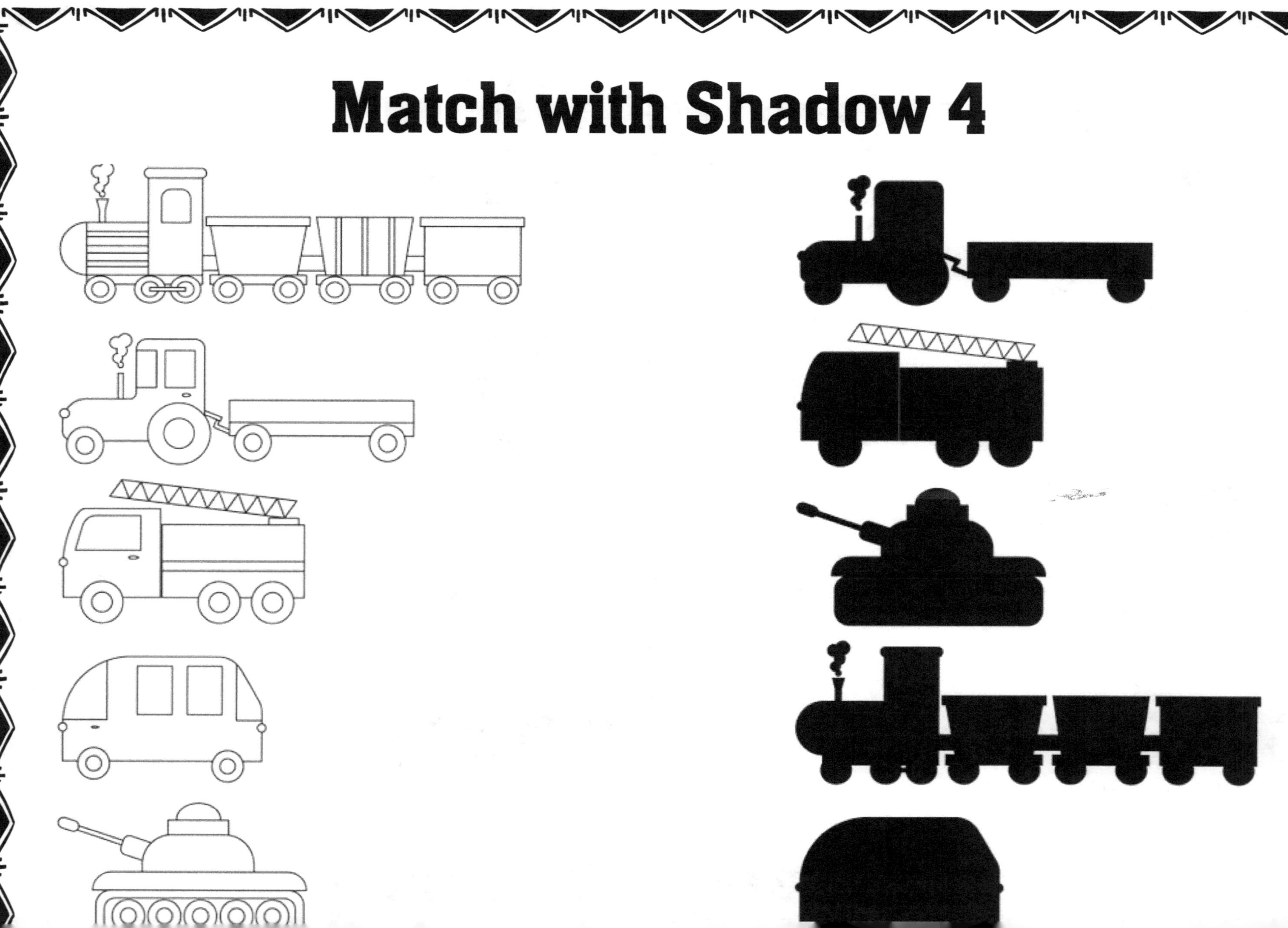

Match with Shadow 5

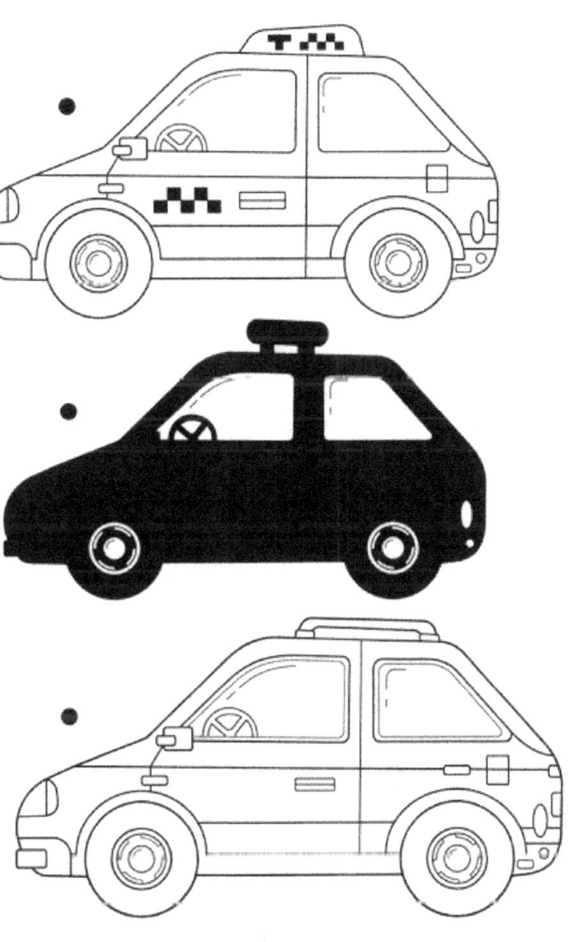

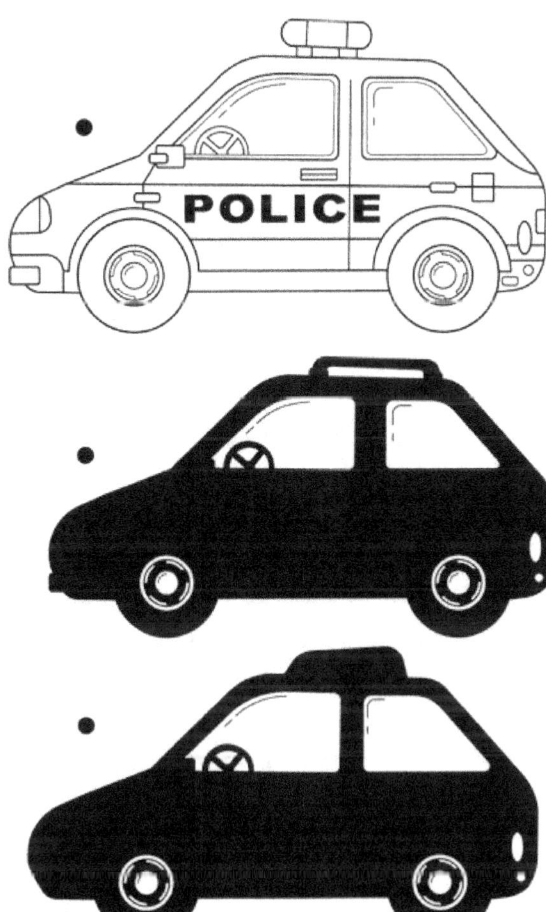

CROSSWORDS 9

						1	×	3	=					7		
						×		×		×				×		
2			×	2	=	6		3								
×				×		=		=		=				=		
				6						6	×		=	0		
=				=								×				
4	×		=						×	4	=	8				
		×						×				=				
		3	×		=	6		2					×	2	=	
		=				×		=						×		
			×	0	=				×	1	=			5		
						=								=		
							×	10	=							

Match with Shadow 6

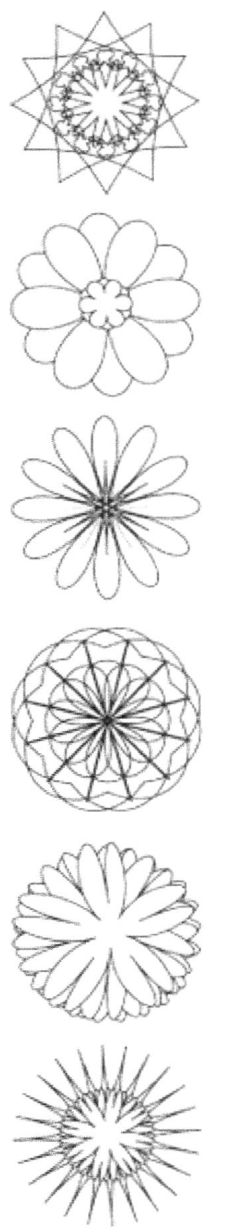

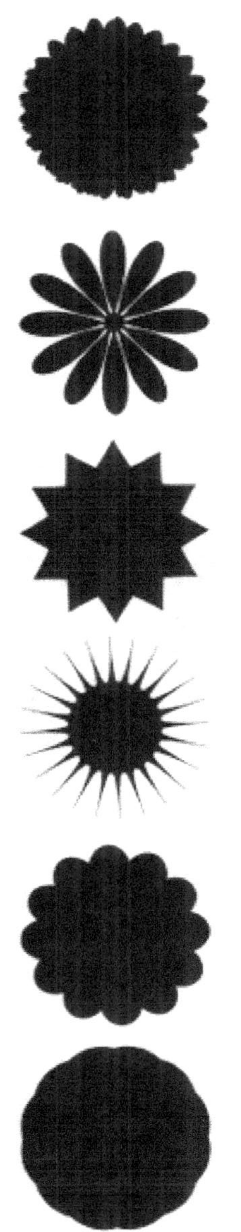

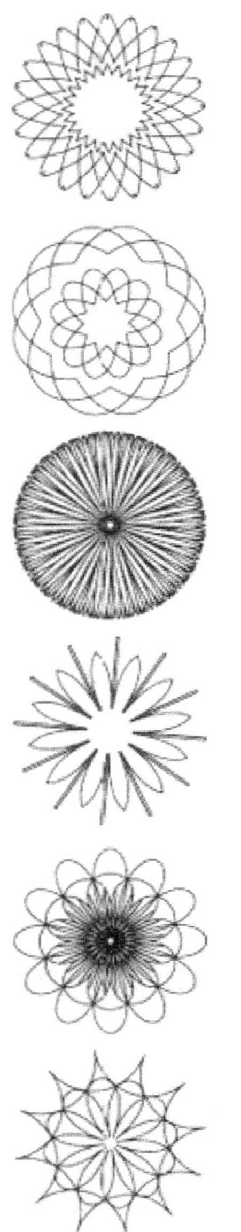

Match with Shadow 7

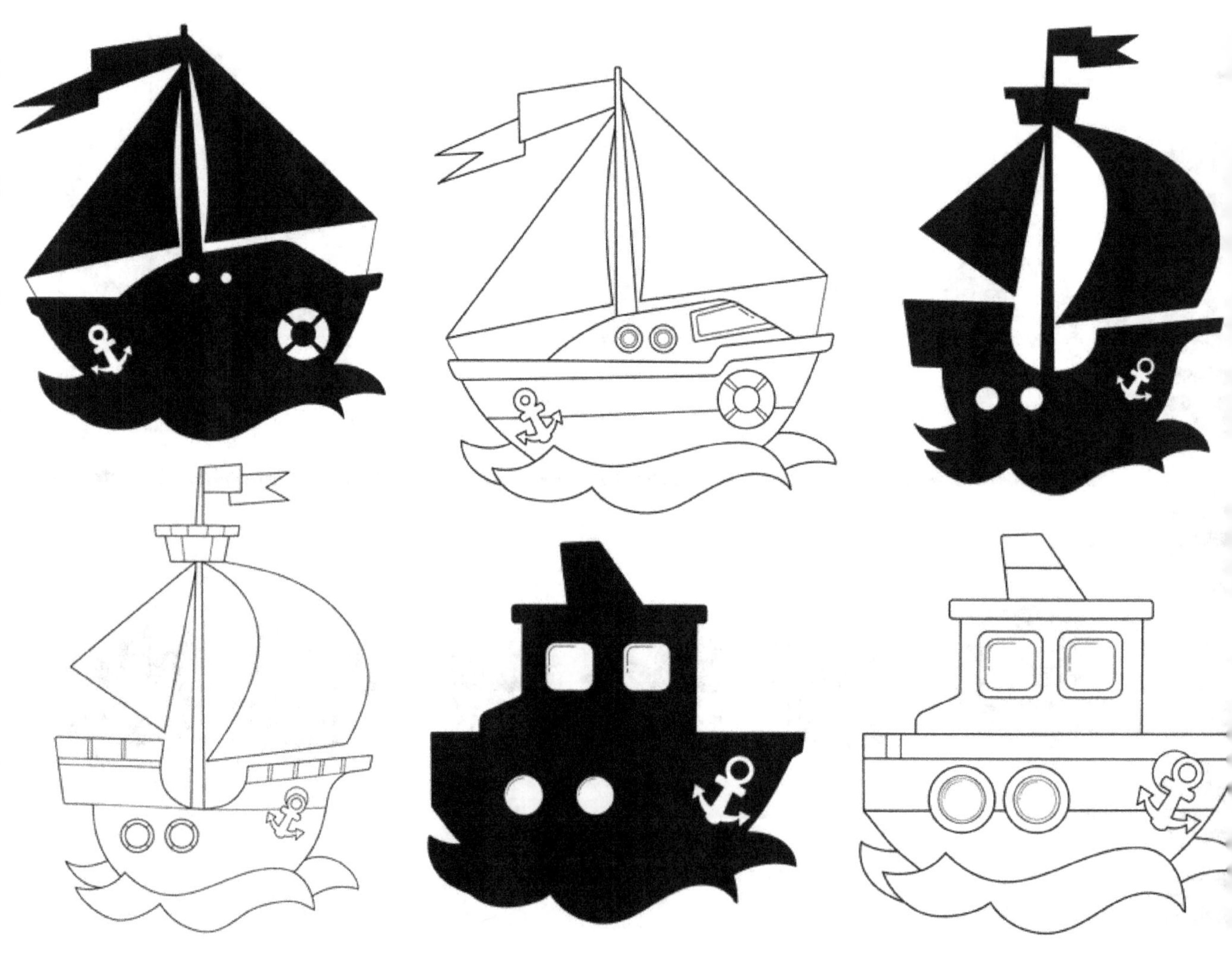

Match with Shadow 8

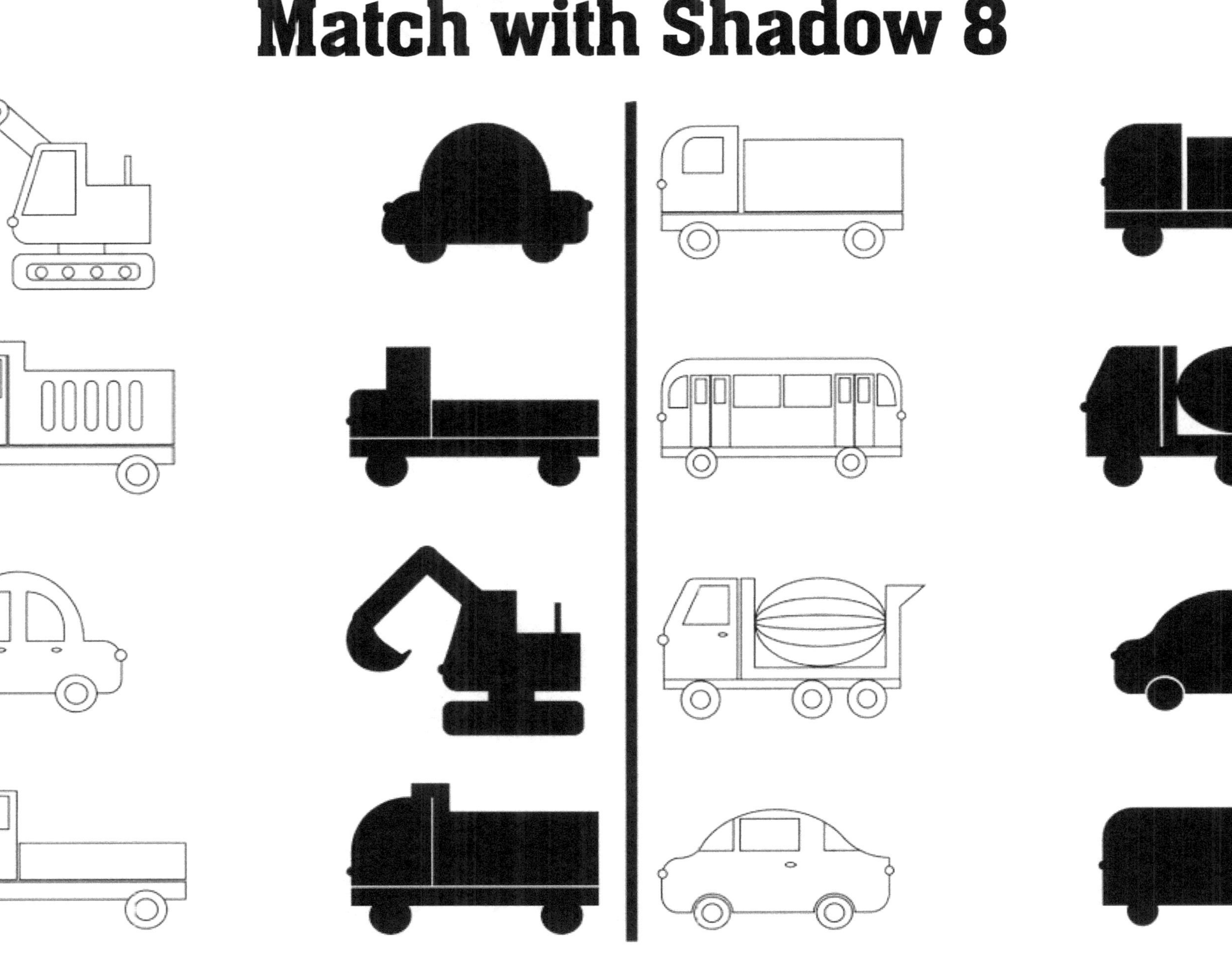

Match with Shadow 9

CROSSWORDS I

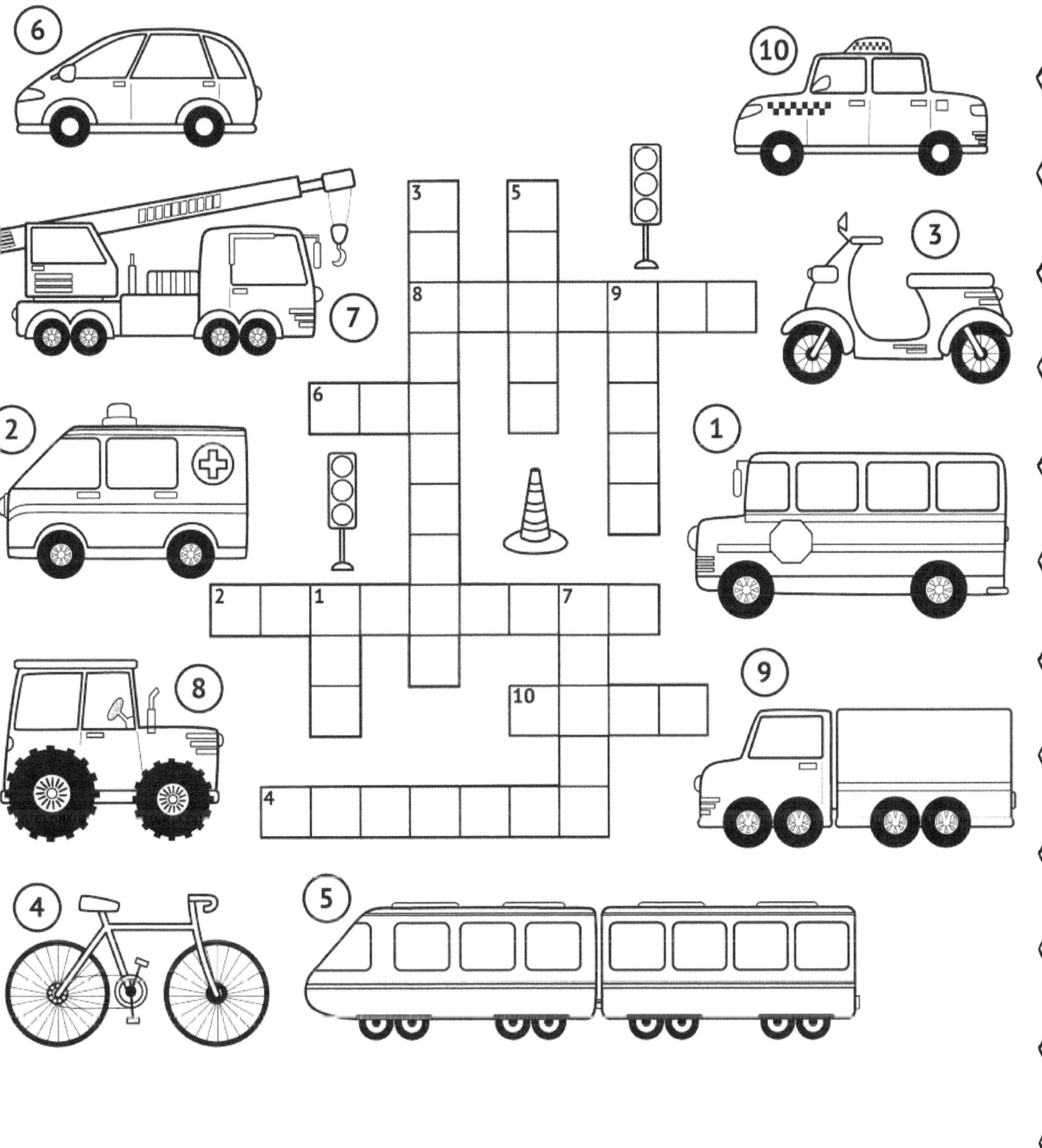

CROSSWORDS 2

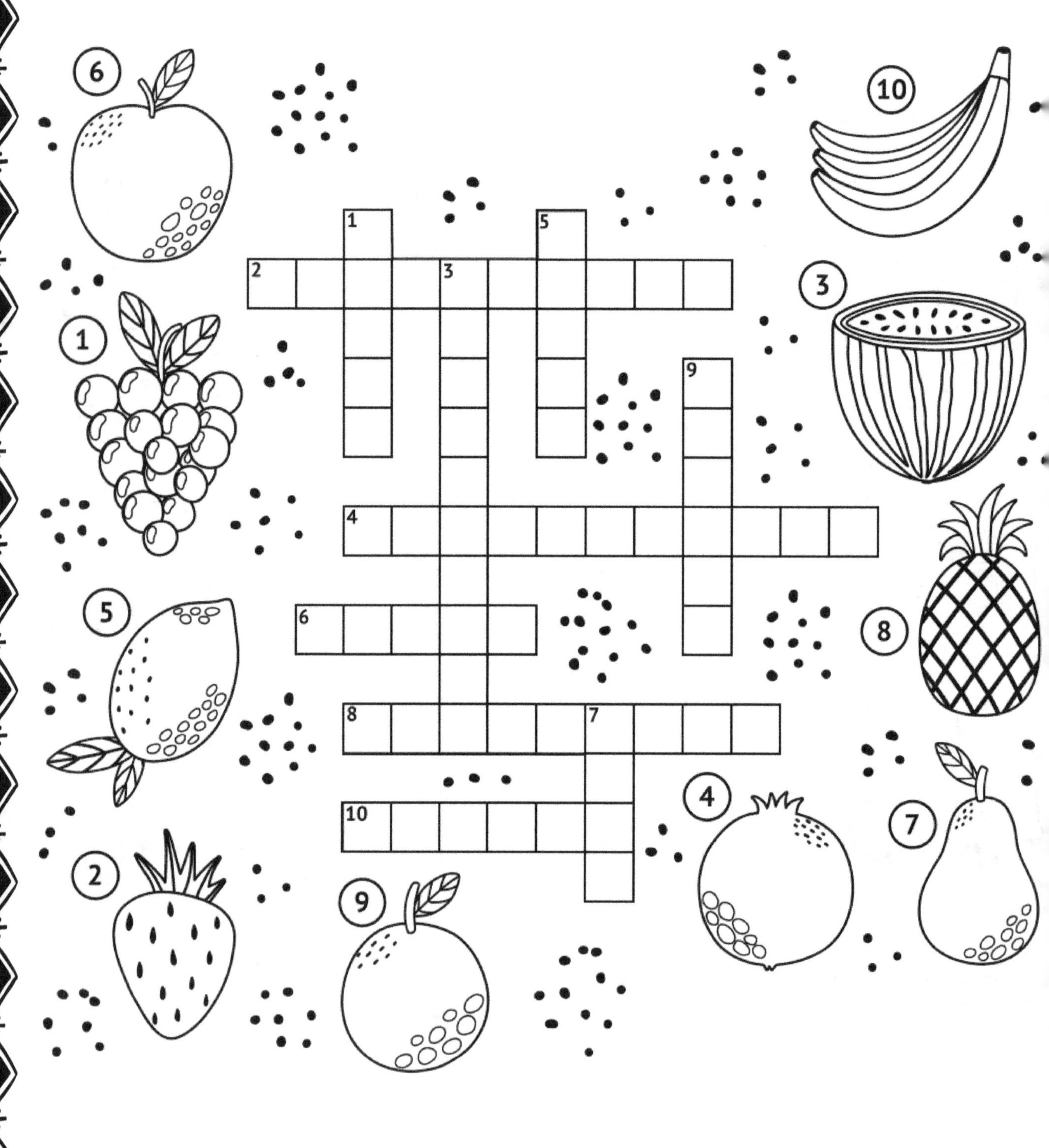

CROSSWORDS 3

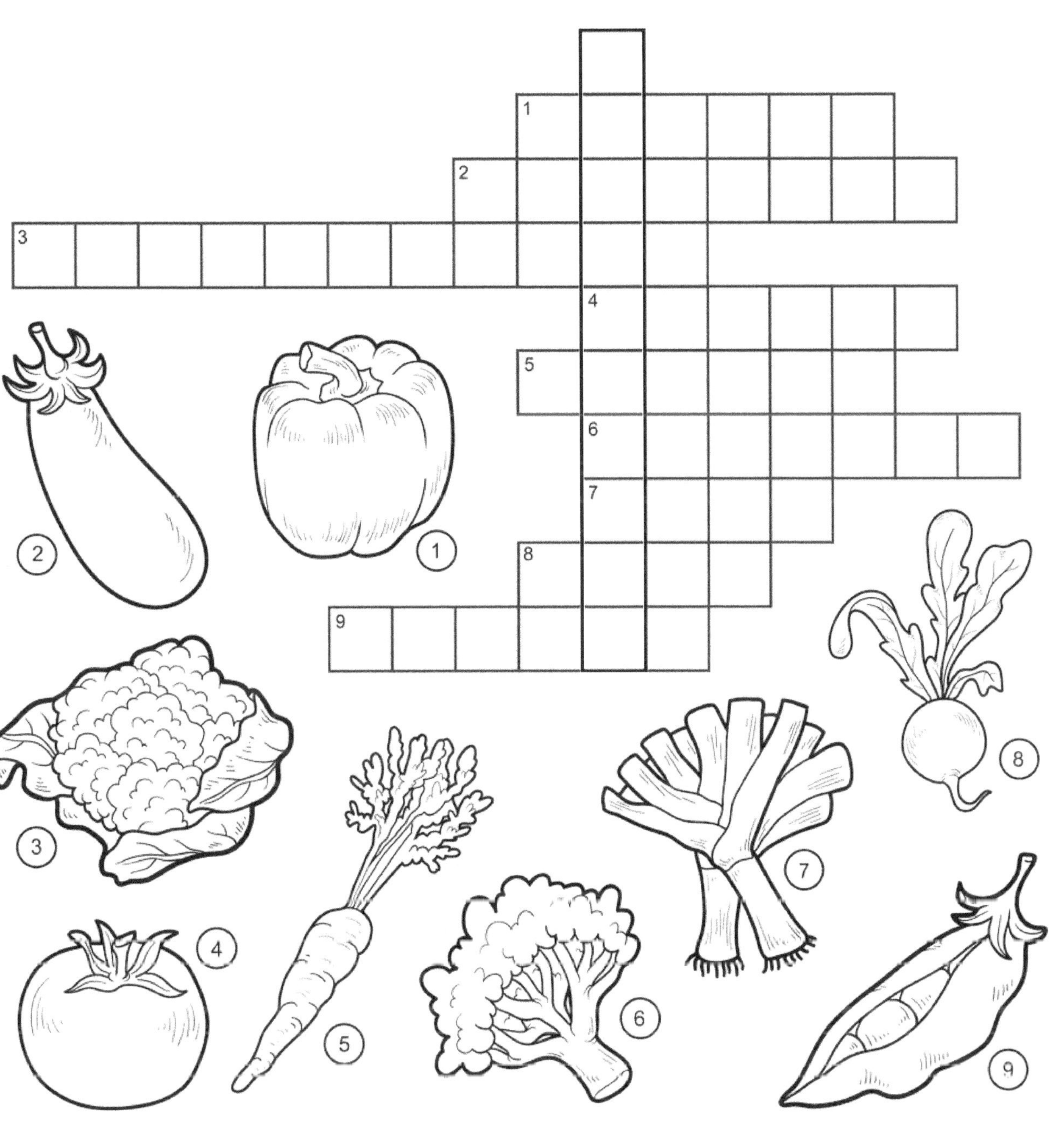

CROSSWORDS 4

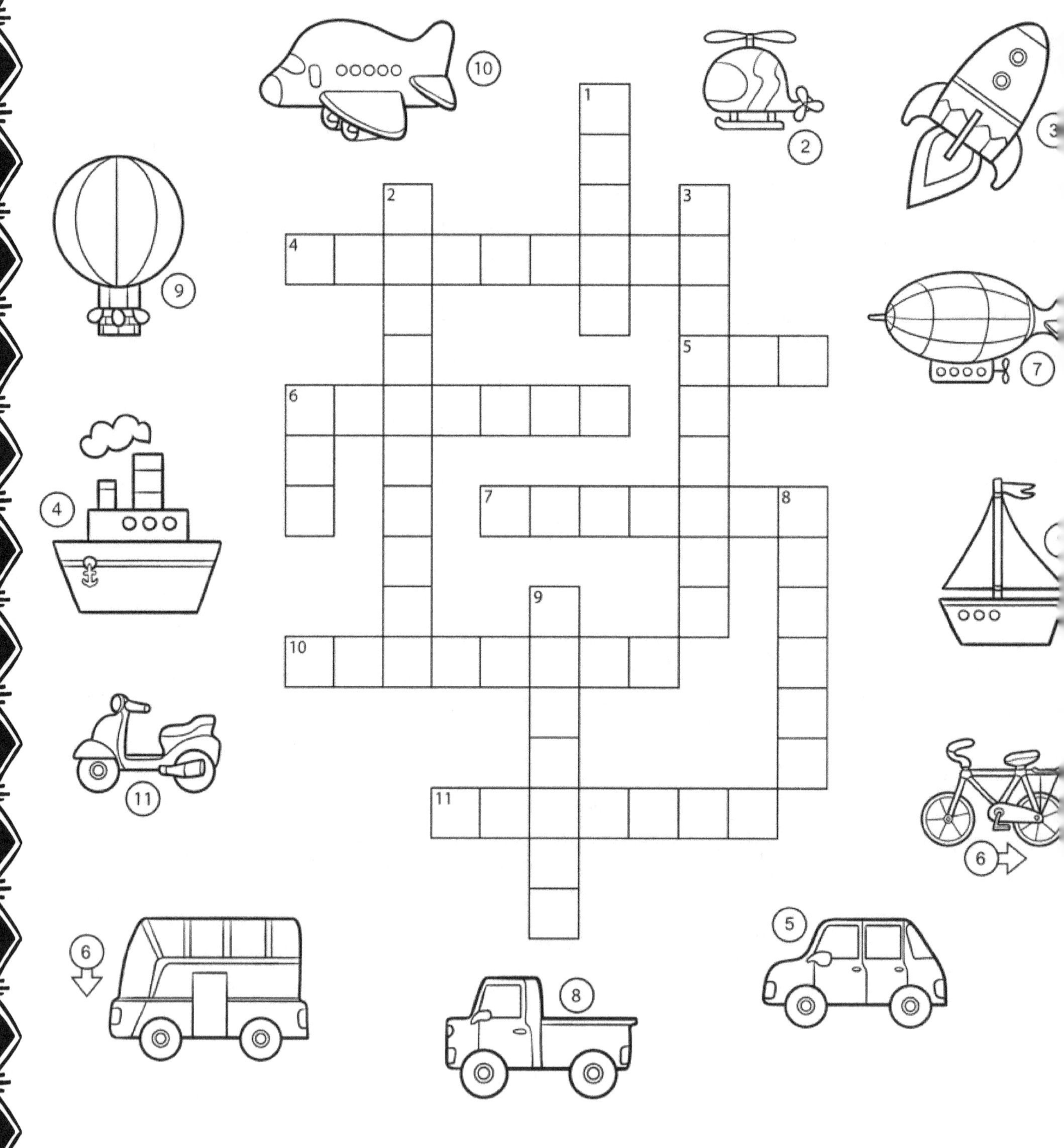

CROSSWORDS 5

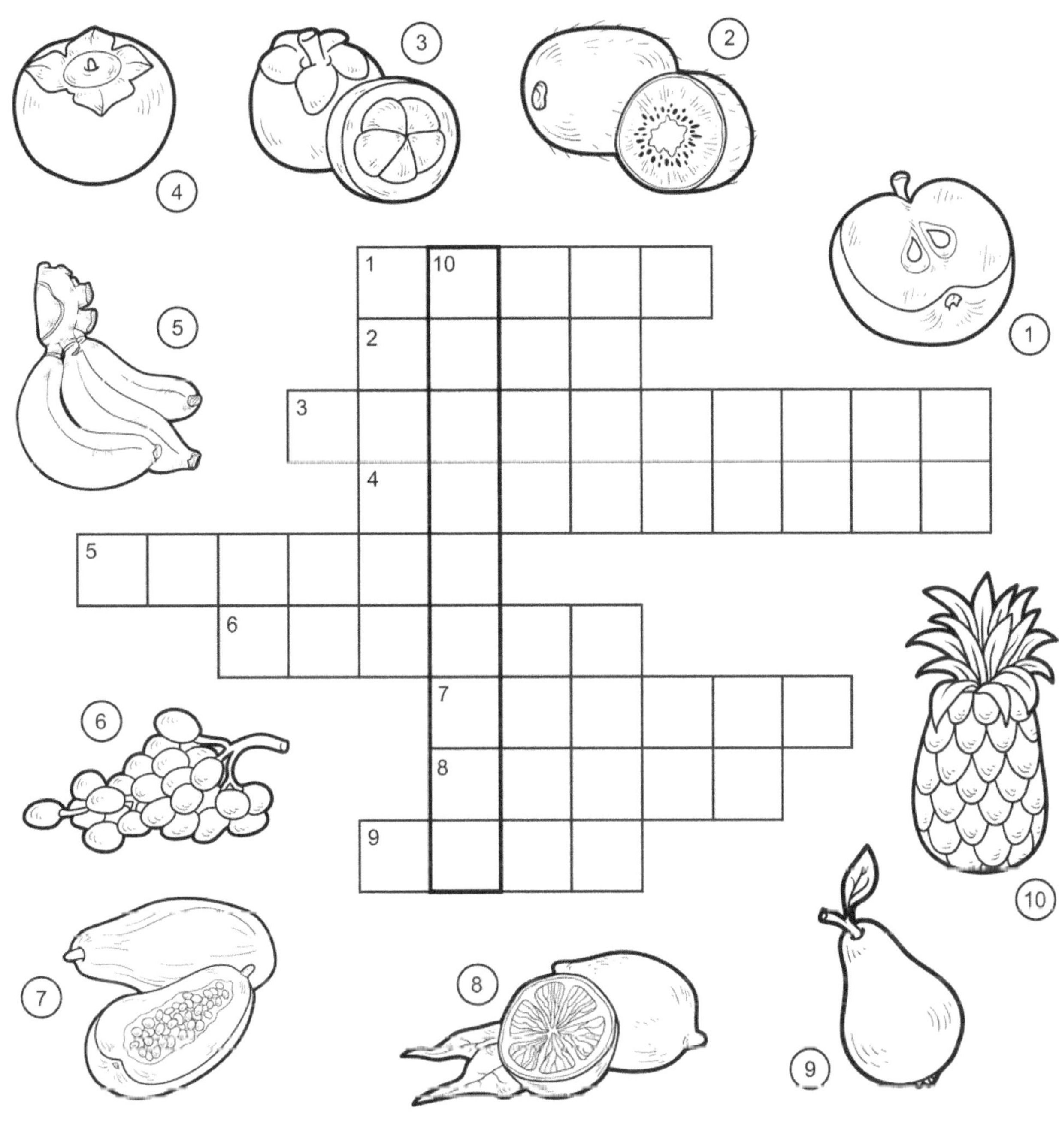

CROSSWORDS 6

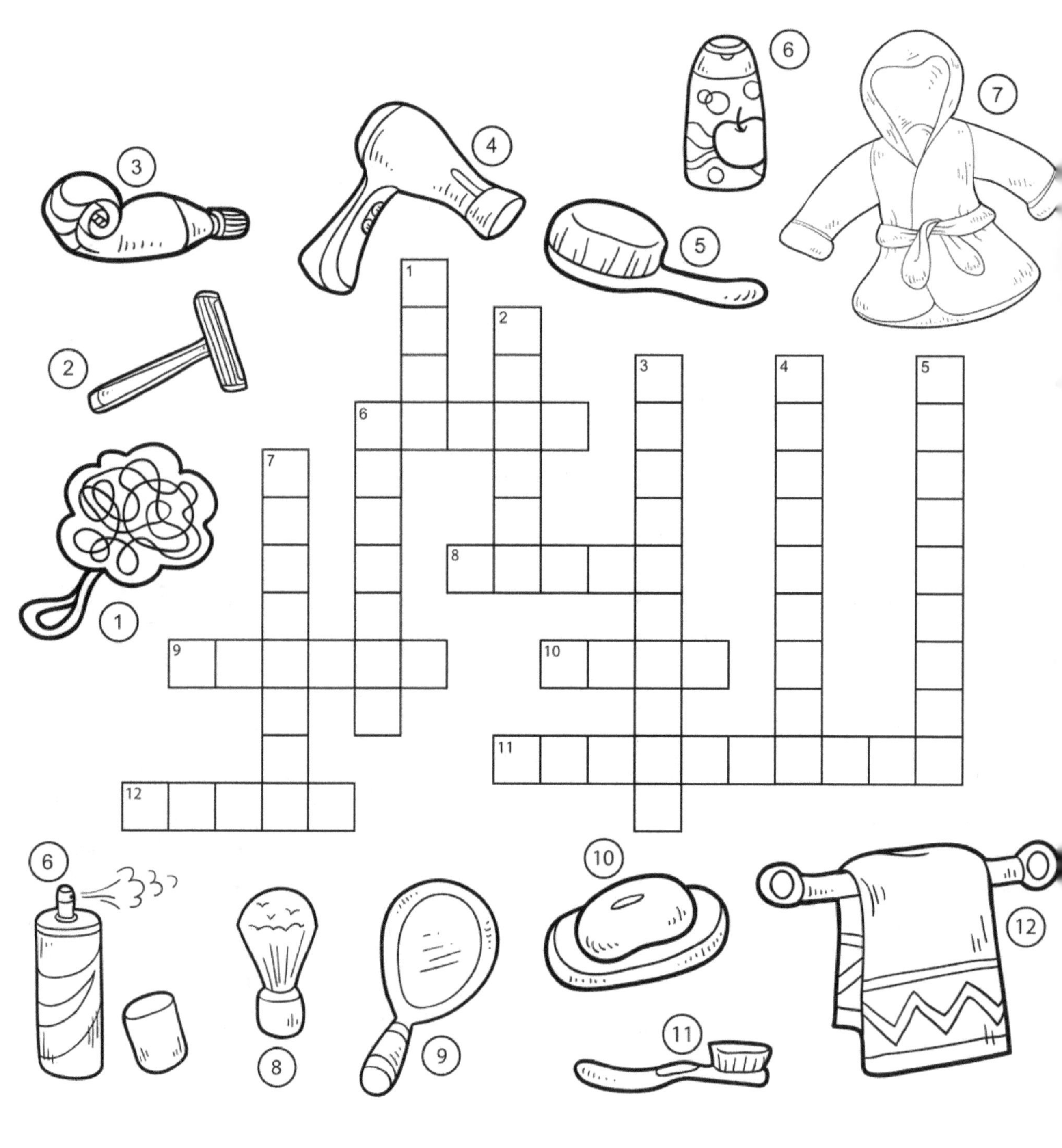

CROSSWORDS 7

				1	+		=	4		5		
						-				+		
7				=		2						
-						=				=		
							+	8	=			
=				-				-				
4	+		=	5				4	-		=	0
				=				=				+
				2	+		=					
						+						=
		3	+		=			9	-		=	8
		+				=						
						9	-		=	6		
		=										
		5										

CROSSWORDS 8

2 - = 2

+ + -

5 - 1 = 8

4 + = 9 = - =

3 6 8 3 + = 4

= = +

- 7 = 9 - =

- + =

2 1

9 - = 3 =

- - = 0

-

= 4

5 + = 8 =

www.ingramcontent.com/pod-product-compliance
Lightning Source LLC
Chambersburg PA
CBHW080945260726
48661CB00010B/4101